NOTES ET OBSERVATIONS

POUR SERVIR A L'HISTOIRE

DU

TRAITEMENT THERMAL

DANS LES

MALADIES DU CŒUR

Par M. CAULET

PARIS

SOCIÉTÉ FRANÇAISE D'IMPRESSIONS

200, QUAI JEMMAPES, 200

—

1911

NOTES ET OBSERVATIONS

POUR SERVIR

À

L'HISTOIRE DU TRAITEMENT THERMAL

DANS LES MALADIES DU CŒUR

Par M. CAULET

Les affections du cœur n'ont guère profité, jusqu'ici des ressources puissantes qu'offrent les eaux minérales à la thérapeutique des maladies chroniques. Malgré les bons résultats signalés par V. ~~Gardy~~, Vernière (1) Dufresse de Chassaigne (2) Nicolas, malgré les conclusions favorables d'un rapport académique de Patissier (3), malgré les encouragements de Durand-Fardel (4), l'emploi des eaux dans le traitement de ces affections est resté exceptionnel, et aujourd'hui encore, dans les maladies où leur usage est le mieux indiqué, la plupart des médecins considèrent la coïncidence d'une affection cardiaque comme une contre-indication formelle de tout traitement thermal.

En proposant l'étude de cette importante question, la Société d'hydrologie a pensé qu'il y avait lieu de réviser ce jugement ; c'est pour répondre à son appel, et dans l'espérance de provoquer de nouvelles communications, que j'ai l'honneur de lui présenter les observations suivantes :

---

(1) Vernière. Première lettre sur les Eaux de Saint-Nectaire. 1852.
(2) Dufresse de Chassaigne. Guide des malades aux eaux de Bagnols (Lozère). — Et sur le traitement de l'anévrysme (rhumastimal) du cœur par les eaux de Bagnols (Lozère) 1859.
(3) Bull. de l'Acad. impér. de méd. t. XX.
(4) Lettres méd. sur Vichy. 3ᵉ édit., 1866, p. 164.

Obs. I. — Il s'agit d'une fille B..., âgée de 26 ans, dont nous avons publié ailleurs (1) l'observation *in extenso*, sous le titre de vomissements nerveux. Depuis trois mois, cette fille était prise, plusieurs fois par jour, de violentes crises douloureuses caractérisées à la fois : par des élancements névralgiques au niveau des apophyses épineuses dorsales, au côté droit et a l'épigastre, — par des battements de cœur et de la dyspnée, — par divers troubles gastriques, notamment des nausées et des vomissements. — L'examen physique révélait l'existence d'une affection organique du cœur (hypertrophie, déviation en dehors de la pointe dont le choc se fait dans le cinquième espace intercostal ; souffle rude et très bref, venant immédiatement après le deuxième bruit, perçu au niveau du ventricule gauche, de la pointe à la base, et plus intense à la base). —Dans une première atteinte tout à fait semblable, survenue à l'âge de dix-huit ans, les accidents avaient duré trois années consécutives, rendant la malade incapable de se livrer à aucune occupation et l'obligeant, tant par la douleur que par la faiblesse, à passer une partie de son temps au lit.

En février 1867, un mois de traitement par les eaux de Forges prises seulement en boisson : disparition rapide des douleurs, des palpitations et des vomissements.

En janvier 1868, la fille B... revint nous consulter, pour un enrouement et une toux sèche accompagnés de torticolis et de douleurs névralgiques à la nuque, dans le côté droit de la face et du cou. Ces accidents, dont le début remontait à plus d'un mois, s'étaient développés au moment des règles à la suite d'un refroidissement et avaient été soignés sans succès par un autre médecin ; pendant six semaines nous ne fûmes pas plus heureux, jusqu'au moment où, frappé du caractère de la toux et ayant pu observer un accès pendant lequel elle se répétait cinquante à soixante fois par minute, comme dans la toux hystérique, nous eûmes recours à l'eau de Forges dont l'usage fit bientôt disparaître tous les symptômes. — Nous n'avons pas noté l'état du cœur à cette époque ; mais, en octobre de la même année,

---

(1) Remarques sur l'action sédative imméidate des sources ferrugineuses de Forges-les-Eaux dans quelques affections nerveuses, 1868.

à l'occasion d'un troisième retour de crises névralgiques a-
vec palpitations et vomissements, nous avons constaté, à
notre grande surprise, en des examens répétés et pratiqués
dans différentes conditions de l'action du cœur, la disparition de l'affection reconnue vingt mois auparavant ; l'organe avait repris son volume normal, la pointe battait dans
le quatrième espace en dedans de la verticale du mamelon
et l'on n'entendait aucun bruit morbide.

Cette observation, dont nous ne rapportons que l'abrégé,
est un exemple de la singulière maladie décrite d'abord par
Teale (1) et étudié par les frères Griffin (2), sous le nom d'irritation spinale ; névrose hypersthénique, rémittente et pa-
roxystique, caractérisée : 1° par des foyers douloureux au
niveau des apophyses épineuses ; 2° des irradiations névralgiques dans les troncs nerveux correspondants ; 3° des
troubles soit fonctionnels, soit irritatifs dans un ou plusieurs viscères : larynx, poumons, cœur, estomac, vessie,
etc., selon la hauteur où se trouve la rachialgie.

Notre malade présentait un souffle diastolique au niveau du ventricule gauche : sans recourir à la doctrine des
médecins anglais (1) et américains (2), qui ne répugnent
pas à admettre qu'un tel bruit peut s'expliquer ici par une
lésion de la mitrale qui aurait participé, directement et
du fait de la maladie comme on le voit pour le larynx dans
une autre attaque à l'irritation nutritive dont l'hypertrophie du cœur était le résultat.

N'est-on pas autorisé à rapporter ici la guérison de l'affection du cœur au traitement hydrominéral ?

Dans l'observation suivante, on voit la cure de Forges
corriger d'une façon durable la surexcitabilité cardiaque et
produire une amélioration sensible dans l'état du malade,
atteint d'insuffisance aortique.

---

(1) J. P. Teale, A treatise on névralgic diseases. London, 1829.

(2) W. and D. Griffin, Obser. on the functional affections of the spinal cord., London, 1834.

(1) Walshe. Diseases of the heart. 3° édit. London, 1862, pages 97 et 366. — W. Stokes, Maladies du cœur et de l'aorte, traduct. de Sénac. Paris, 1864 p. 504.

(2) Da Costa. On functional valvular diseases of the heart. American journal of the méd. sciences, july, 1869. — Du même, Médical Diagnosis. Philadelphia, 1864.

Obs. II. — *Insuffisance aortique.* — *Surexcitabilité du cœur. .. Bons effets des eaux d'Enghien et des eaux de Forges.* — M. L...., de Rouen, 35 ans, négociant, atteint depuis plus d'une année de bronchite avec sécrétion abondante et depuis cinq ou six mois d'extinction à peu près complète de la voix, se rendit, de son propre mouvement, en août 1867, aux eaux d'Enghien pour y suivre la cure. Après quinze jours d'un traitement qui ne consista qu'en l'usage interne de l'eau minérale, le catarrhe bronchique et la toux avaient déjà disparu, la voix était revenue en partie mais restait rauque, enrouée, pénible, troubles qui furent après examen laryngoscopique, rapportés à l'existence d'un petit polype du larynx, duquel on conseillait l'opération immédiate. — M. Ricord, consulté sur l'opportunité de l'intervention chirurgicale, fut d'avis de la différer, et, en attendant, envoya le malade se soigner aux eaux de Forges.

L... nous y apprend qu'il a toujours été très nerveux et impressionable, mais que depuis plusieurs années cette disposition s'est considérablement augmentée ; il est devenu impatient, émotible et irritable à l'excès ; la moindre émotion le bouleverse, la plus légère contrariété, la faute la plus insignifiante de ses employés le mettent hors de lui ; pour un rien il s'emporte, alors le cœur lui bat avec violence , le sang lui monte au visage, la voix lui manque ; il suffoque et cet espèce d'accès le laisse épuisé. Presque tout le jour il est en colère, de sorte que le poids des affaires est devenu insupportable et, dans ces derniers temps, il a dû les abandonner. A part ces altérations de la sensibilité et les battements de cœur, L... se porte assez bien ; il a conservé la gaieté, le sommeil et l'appétit. Les fonctions digestives sont régulières.

L'examen direct fait constater l'existence d'une insuffisance aortique, avec hypertrophie considérable du ventricule gauche, impulsion exagérée, bruit diastolique à la base pouls bondissant, régulier mais très accéléré. Intégrité des organes pulmonaires.

Interrogé sur la façon dont il a supporté le traitement sulfureux d'Enghien, L... qui ne se sait pas atteint d'une maladie du cœur, nous assure que durant son séjour à Enghien, il a bien moins souffert de palpitations que d'ordinaire, cependant il prenait beaucoup plus d'exercice qu'il ne fait d'habitude à Rouen.

Le traitement par les eaux de Forges dont le malade fit usage et seulement en boisson, du 1er au 21 septembre 1867 produisit les effets suivants : ralentissement de la circulation qui rentre bientôt à son régime normal, diminution de l'excitabilité cardiaque, disparition de ces palpitations qui survenaient à la moindre émotion, correction de l'irritabilité du caractère et de l'émotibilité. Lorsque le malade quitta Forges, il se croyait parfaitement maître de lui, et en état de reprendre les affaires. — En avril 1868, nous avons appris que cette amélioration avait persisté.

Obs. III. — *Goutte atonique ; accidents dyspeptiques ; troubles cardiaques ; bons effets des eaux de Wiesbaden.* —

En 1865, nous avons envoyé aux eaux de Wiesbaden, M G..., de Neuilly, âgé de 55 ans, homme vigoureusement constitué vivant dans de bonnes conditions hygiéniques, n'ayant jamais eu de maladie grave, qui était tourmenté depuis quatre années par des accidents arthritiques dont la détermination nosologique nous semble difficile, mais que Trousseau n'avait pas hésité à considérer comme de la goutte atonique.

C'étaient des fluxions articulaires avec épanchement, sans rougeur ni chaleur des téguments et ne s'accompagnant pas de fièvre. Dans les premiers temps, ces fluxions frappaient les grandes articulations, se promenant de préférence sur les genoux, les coudes et les cous-de-pied, duraient quelques jours assez douloureuses, sans pourtant retenir le malade nécessairement au lit, puis disparaissaient sans laiser de traces. Peu à peu, la période douloureuse de ces fluxions s'était amoindrie en même temps que l'épanchement devenait plus abondant et persistait davantage, — puis l'épanchement ne s'était plus résorbé entre les accès, de sorte que, dans l'hiver 1864-1865, à chaque examen, nous avons constaté l'existence d'une hydrarthrose considérable aux deux genoux et des signes non douteux d'épanchement aux coudes et aux cous-depied. — Depuis une année le mal avait envahi les petites jointures où il se trahissait par de la douleur et de la roideur sans gonflement ap-

préciable. Là les accès survenaient presque instantané-
ment et disparaissaient de même, après quelques heures de
durée, pour se reproduire à plusieurs reprises dans la même journée ; ils étaient surtout fréquents aux mains ; le
malade, par exemple, parti pour la chasse les mains absolument libres, se sentait tout-à-coup pris de douleur et de
roideur aux doigts, il lui devenait impossible d'armer son
fusil et même de le tenir, puis, quelques instants après le
mal cédait et il retrouvait l'usage des mains, comme auparavant. — En outre de ces accidents arthritiques qui rappellent les *catenœ paroxysmullorum* des auteurs, G... é
prouvait une gêne de la respiration, il se plaignait de malaise, de sensation désagréable à la région du cœur, enfin
il était profondément dyspeptique.

L'examen physique de la poitrine ne révélait aucun si-
gne d'emphysème ; cependant la lame antérieure du pou-
mon gauche recouvrait le cœur, dissimulant le choc de la
pointe et empêchant de mesurer exactement le volume de
l' organe ; le pouls était irrégulier, inégal et intermittent ;
il n'y avait point de bruit de souffle, mais le désordre des
battements était tel que parfois l'oreille avait peine à en dé-
mêler le rythme.

G.. était dyspeptique, avons-nous dit, en outre des accidents provoqués par la digestion, il se plaignait d'une sensation habituelle de pesanteur dans le ventre, d'oppression,
de gonflements, comme lorsqu'on a trop mangé ou que
l'abdomen est distendu par des gaz, ce qui n'était pas le cas
puisque ce symptôme était observé à jeun et qu'il n'existait pas de flatulence ; — il était constipé et souffrait parfois d'hémorrhoïdes. — Ces divers symptômes digestifs
augmentaient parallèlement aux malaises ressentis dans la
région du cœur et aux troubles des mouvements de cet organe ; — depuis plusieurs mois, ils étaient très pénibles et
le moral du malade en était affecté. — Ajoutons, pour ter-
miner cet exposé, que G... avait considérablement maigri,
que ses cornées présentaient l'arc sénile, — que ses articu
lations n'offraient pas les déformations de la goutte, qu'on
cherchait en vain sur le pavillon de l'oreille les concrétions
données comme caractéristiques de cette maladie ; enfin
que les urines, rares et concentrées déposant communé-

ment en rouge brique, ne contenaient pas d'excès d'acide urique libre.

La cure de Wiesbaden (boisson et bains d'eau thermale courante), prolongée pendant 5 semaines, eut les plus heureux effets. Les accès arthritiques disparurent ainsi que les phénomènes d'hyperesthésie du cœur et les troubles dans le rythme et l'intensité des battements de cet organe ; — les digestions se régularisèrent, G... reprit de la force et de l'embonpoint. Des symptômes mentionnés, il ne restait, après la cure, que de la petitesse du pouls et un léger degré de dyspnée. La santé se maintint ainsi jusqu'au printemps de l'année suivante, où les genoux recommencèrent à enfler. Nous étant éloigné de Paris à cette époque, nous manquons de renseignements précis sur la nature et la marche des symptômes qui suivirent, nous savons seulement que G... prit avec succès apparent les eaux de Bourbonne en 1866 et en 1867 et qu'il mourut, en octobre 1868, d'accidents pulmonaires aigus, compliquant une maladie de cœur diagnostiquée et traitée par M. Gendrin.

Lorsque nous avons envoyé ce malade aux eaux de Wiesbaden, nous considérions comme purement fonctionnels les désordres considérables de l'action du cœur, et nous les rattachions à l'état morbide du tube digestif. Le fait du développement postérieur d'une maladie de cet organe ne contredit pas absolument ce diagnotic ; car, au contraire des palpitations simples (névroses hyperkinésiques) qui n'altèrent pas, même à la longue, la texture du cœur, les palpitations avec paresthésie cardiaque, inégalité, irrégularité et intermittence des battements aboutissent fréquemment à une affection organique. C'est là un fait établi par les travaux des médecins anglais, lorsque des troubles digestifs habituels réagissent sur l'innervation du cœur de façon à produire les désordres que nous venons d'énumérer, la nutrition de cet organe est menacée ; et le pronostic est sérieux ; car rarement alors il s'agit de simples lésions de la sensibilité gastrique, de dyspepsies fonctionnelles facilement curables ; trop souvent l'on a affaire à des altérations matérielles des viscères abdominaux, à des processus irritatifs, à évolutoin lente et particulièrement rebelles à la thérapeutique. Les observations de Stokes montrent que, même dans

les cas où le trouble fonctionnel s'est compliqué d'une alté
ration organique, le traitement de l'affection digestive peut
régularise‖ l'action du cœur, réduire son volume et lui ren-
dre les apparences de l'état de santé. Stokes employait surtout le mercure ; il nous semble qu'on peut espérer mieux
du traitement thermal, dont les ressources variées s'adap-
tent si bien aux exigences des maladies du tube digestif.
Dans l'observation suivante nous le voyons réussir à en-
rayer définitivement les accidents.

Obs. IV. — *Névropathie, dyspepsie, accidents cardiaques. — Traitement par les eaux de Forges, prises pendant
deux saisons, à une année d'intervalle. — Guérison.* — M.
D..., 50 ans environ, chef d'escadron d'état-major, s'était
toujours très bien porté, lorsqu'en 1862 il fut envoyé en
garnison à Rome, où il séjourna quatre années. Pendant ce
temps, il put échapper aux maladies aigües et aux affections
endémiques auxquelles nos soldats payaient un large tribut ;
mais peu à peu, malgré une hygiène convenable, sa santé
s'altéra profondément, il perdit les forces, l'énergie, devint
irritable, névropathique et en but à divers troubles qu'il
éprouve encore aujourd'hui. En effet, depuis une année
qu'il est de retour en France (à Versailles), son état s'est
peu modifié et il se trouve maintenant tout aussi souffrant
qu'il était en Italie.

Etat actuel, 22 août 1867. — M. D... se plaint surtout de
lassitude, de faiblesse habituelle ; jamais il ne délasse ; le
matin au réveil, après un long sommeil, il est aussi fatigué
que le soir au coucher ; il a abandonné tout exercice physique, renoncé même à l'équitation et ne se trouve bien
qu'au lit ; — d'une gêne habituelle de la respiration, d'un
sentiment de malaise, d'anxiété à la région du cœur, de
divers symptômes d'affaiblissement intellectuel : perte de
la mémoire, de l'attention, inaptitude au travail, indifféren-
ce à toute chose ; — d'un changement de caractère, qui est
maintenant triste, ennuyé, irritable ; — de vertiges ; enfin
de divers accidents hyperesthésiques, notamment d'une rachialgie lombaire qui survient assez fréquemment et l'obli-
ge à rester plusieurs jours au lit.

D... n'a pas l'air malade, son teint est coloré ; cependant la figure n'a plus, paraît-il, son expression habituelle ; — les muscles sont développés, — et depuis quelques années il a pris de l'embonpoint. L'examen de la poitrine fait constater l'intégrité des poumons ; — le cœur parait avoir le volume normal, mais il présente un trouble considérable dans le rythme et l'intensité de son action. --- Les battements sont très faibles, irréguliers, inégaux et intermittents le ventricule semble s'y prendre à plusieurs fois pour achever la systole et, à certains moments où l'anxiété précordiale est le plus prononcée, l'irrégularité ou plutôt l'ataxie des mouvements est telle que l'oreille ne peut plus les analyser --- Pas de souffle au cœur ni dans les vaisseaux du cou. --- Le malade, qui s'observe mal, dit qu'il a bon appétit et digère bien ; en réalité, il n'a jamais faim au dîner, bien qu'il y mange énormément et après les repas, il est accablé et plus irritable qu'avant ; — les selles sont régulières ; — l'urine, rare, a cessé de déposer depuis quelques mois ; ajoutons que la langue est pâle, épithéliale surtout en arrière, que l'haleine est fade et la bouche pâteuse ; — l'estomac est dilaté par des gaz.

Ces divers symptômes ont été rapportés à une affection abdominale, mais le traitement dirigé dans ce sens, sangsues à l'anus, purgatifs, alcalins, amers, n'a produit aucune amélioration durable. --- Sous l'influence d'une première cure de trois semaines à Forges (Seine-Inférieure), consistant presque exclusivement en l'usage interne de l'eau, la lassitude habituelle ne tarda pas à se dissiper, la force et l'énergie musculaire reparurent avec le goût pour l'exercice ; le malade eut bientôt recouvré la gaieté, l'aptitude au travail et l'intégrité des fonctions intellectuelles ; le cœur, tout en restant très faible dans son action, reprit le rhythme et la régularité normales, toute sensation morbide à son niveau disparut. Bref, à la fin de la cure, D... se croyait parfaitement guéri.

Au mois de juin 1868, D... est revenu prendre les eaux à Forges. Depuis le traitement de l'année précédente sa santé était restée très satisfaisante ; il n'avait pas eu d'attaque névralgique, n'avait pas été sujet aux vertiges, à la dyspnée, à l'oppression, à l'anxiété précordiale, il avait conservé le goût pour l'exercice ; le caractère était resté bon.

Toutefois, le sentiment de vigueur qu'il éprouvait à Forges n'avait pas persisté au même degré ; de temps en temps D... se trouvait faible et fatigué sans raison appréciable ; en même temps il redevenait nerveux et irritable ; bien que la nutrition fut florissante, la digestion s'accompagnait toujours de torpeur physique et intellectuelle ; — enfin s'il n'existait plus de paresthésie cardiaque, l'action du cœur était toujours faible et les battements irréguliers, inégaux et intermittents.

Une deuxième cure à l'établissement thermal de Forges fit disparaître tous ces accidents et amena une guérison qu'on peut espérer radicale, puisque depuis trois années elle ne s'est pas démentie. (Novembre 1871).

Bien qu'elle n'ait qu'un rapport indirect avec notre sujet, nous rapprocherons, des deux observations précédentes l'histoire d'un malade dont l'affection du cœur, liée à une maladie de l'estomac, fut plusieurs fois enrayée par l'usage de l'eau de Vichy.

Obs. V. — En mai 1865, nous avons traité par l'eau de Vichy, prise à Paris durant trois semaines et de la même façon qu'à l'établissement thermal (deux à cinq verres le matin, à jeun, et un bain alcalin tous les deux jours), M. S., qui depuis plusieurs mois était tourmenté de divers accidents du côté du cœur, coïncidant avec une irritation chronique de l'estomac. Ces accidents consistaient en un malaise à la région du cœur, une modification de la sensibilité de cet organe telle que le malade avait conscience des battements lesquels étaient ralentis, inégaux, irréguliers et intermittents ; — des accès de palpitation caractérisés moins par la force que par le désordre des contractions et l'anxiété précordiale ; — enfin, de la dyspnée habituelle. Ces symptômes se calmaient par la marche, l'ascension d'un escalier ne les exagérait pas, loin de là, l'exercice violent à la campagne les dissipait pour quelque temps. Le volume du cœur était normal, et il n'y avait pas de bruit de souffle.

Nous avions rattaché ces symptômes aux troubles gastriques avec lesquels ils augmentaient et diminuaient parallèlement, et la rapide disparition des uns et des autres, sous l'influence du traitement par l'eau de Vichy, nous semblait confirmer cette opinion. Après plusieurs reprises des mêmes accidents, que notre éloignement de Paris ne nous a pas permis d'observer et qui du reste avaient assez bien cédé au retour au régime et à l'eau de Vichy, S... commença, au printemps de 1867, à enfler et à devenir hydropique. En mai, nous eûmes l'occasion de le voir ; l'œdème montait jusqu'aux hanches ; les troubles fonctionnels du cœur et l'état du pouls ne différaient pas sensiblement ce ce que nous avions constaté deux années auparavant, mais il existait une augmentation notable du volume de l'organe, et un bruit de souffle systolique à la pointe. L'état dyspeptique était plus considérable que jamais, aggravé croyons-nous, par le traitement suivi (drastiques, diurétiques, digitale). En juillet, le mal s'était encore accru , nous pûmes alors décider le malade à quitter Paris et à se faire transporter à la campagne, où sous l'influence de la cure de lait, de l'application répétée de vésicatoires volants à la région du cœur et de doses insignifiantes de digitale, il vit assez rapidement l'anasarque disparaître et put se croire guéri. Malheureusement ce mieux fut de courte durée, et quelques mois après S... succombait au retour de tous les accidents.

Il est remarquable que le désordre fonctionnel, caractérisé par l'irrégularité, l'inégalité et l'intermittence du mouvement du cœur lorsqu'il est lié à un état morbide de l'appareil digestif, n'est pas en général exagéré par les causes qui accroissent ordinairement la force et la fréquence des battements. Au contraire, on voit souvent alors l'action du cœur se régulariser sous l'influence de l'exercice, même violent et des stimulants thé, café, alcool, etc. — Ce fait, qu'expliquent suffisamment la nature et la pathogénie du phénomène (l'intermittence du cœur n'est, en somme, ici qu'une courte syncope, reprenant sans cesse et produite par l'excitation ~~thermale~~. *réflexe du pneumogastrique se me…* †

Nous avons vu le sujet de la troisième observation, bien supporter la cure de Wiesbaden, une des plus excitantes que l'on connaisse (sources thermales très minéralisées, ga-

† modérateur (du cœur) se fait … ont rassuré contre la santé ou danger, trop … de l'excitation thermale.

zeuses, prises en boisson et en bains d'eau courante), et aller les deux années suivantes aux eaux analogues de Bourbonne. Nous croyons qu'on peut compter sur cette tolérance dans tous les cas où l'affection du cœur coïncide avec un état dyspeptique primitif, lorsque les circonstances actuelles et les renseignements anamnestiques établissent nettement l'antériorité ou l'indépendance de l'affection digestive, sa réaction sur le cœur ne fût-elle accusée que par de la lenteur, de la faiblesse du pouls, et l'exiguïté habituelle de la sécrétion urinaire. Dans l'observation suivante, nous voyons la cure puissamment excitante d' Bourbon-Lancy, dissiper un œdème d'origine cardiaque, chez un malade dyspeptique depuis de longues années.

OBSERVATION VI

Hydropisie cardiaque (?). — *Guérison par la cure thermale de Bourbon-Lancy.*

En juin 1870 nous avons eu l'occasion d'observer à Bourbon-Lancy M. X..., membre correspondant de l'Institut, âgé de 63 ans, qui ayant, vingt-cinq années auparavant trouvé à ces thermes la guérison inespérée d'une paralysie spinale grave, y revenait pour la onzième fois faire la cure, sans indication spéciale et, *par reconnaissance*, ou plutôt dans le but de se délasser de ses travaux et de se remonter.

M. X... passe la plus grande partie de l'année à la campagne ; à part des excès de tabac, il vit dans les meilleures conditions hygiéniques. Nous notons dans ses antécédents une affection chronique de poitrine avec expectoration abondante et extinction de voix qui guérit complètement. il y a une trentaine d'années, à la suite de deux saisons aux eaux du Mont-Dore. — Depuis très longtemps M. X... est dyspeptique. Après le repas il se sent triste, courbatu, somnolent ; quatre ou cinq heures plus tard, il a de la pesanteur à l'estomac, des éructations, des renvois. Cependant l'appétit reste développé et la nutrition satisfaisante. Ces

troubles coïncident avec un léger degré de catarrhe gastrique (en tout temps langue blanche, épithéliale, goût fade,
bouche pâteuse ; urines rares, fortement colorées et sédi-
menteuses). Depuis longues années, M. X... a l'habitude
de couper le vin avec de l'eau de Vichy, dont il prend ainsi
aux repas une et quelquefois deux bouteilles par jour.

L'examen physique fait constater les signes d'un emphysème pulmonaire développé, pur et sans complication
de bronchite. Pendant la marche et surtout en montant, la
respiration est active et très pénible ; au repos, elle est encore inconsciente, quoique brève et fréquente. — Pas de
sensation anormale du côté du cœur, qui bat régulière-
ment cinquante-six fois par minute et dont il est difficile de
mesurer le volume, vu l'absence du choc de la pointe contre
la paroi et l'extension de la résonnance pulmonaire à la per-
cussion. De temps en temps, dédoublement du premier bruit
à la pointe ; — pouls petit, faible et dépressif. L'œdème des
extrémités remonte au delà du milieu de la jambe ; il dispa-
raît complètement la nuit par le repos au lit et revient dès
que le malade est levé ; pas d'albuminerie ; pas de varices
ni de lésions sur le trajet des vaisseaux fémoraux ; — nous
notons seulement à la peau de la région dorsale des pieds
quelques petites dilatations capillaires en étoile, analogues
à ce qu'on remarque au nez des ivrognes, mais trop insignifiantes pour expliquer l'œdème. — Nous ajouterons que
M. Bouillaud, consulté dans les premiers jours de juin,
avait assuré à son collègue que le cœur était absolument
sain et n'avait pas déconseillé le traitement thermal.

Ce traitement, continué sans interruption du 23 au 11 juillet, consistant chaque jour en un bain tiède de trente-cinq
minutes, suivi d'une douche chaude, promenée durant un
quart d'heure sur la partie postérieure du corps, hormis le
côté gauche du thorax et le bras correspondant, fut très bien
supporté et donna les résultats suivants : dès le 29 juin diminution considérable de l'enflure ; dès le 3 juillet l'examen
pratiqué chaque jour, le soir, après de longues excursions
à la campagne, fait constater sa disparition complète à la
jambe gauche ; — à la jambe droite, qui de tout temps
était plus enflée que la gauche, il est resté jusqu'au moment
du départ de M. X..., des traces d'œdème, mais si légères

qu'elles échappaient à l'inspection et à la pression du doigt
et ne se révélaient que par l'application d'un corps dur.

On connaît la pratique des médecins anglais dans les maladies du cœur ; tant que la lésion ne provoque pas de symptômes et reste pour ainsi dire latente, ils se gardent bien d'a-
vertir le sujet de la nature de son mal et de modifier, en
quoi que ce soit, ses habitudes de vie, quant à l'exercice et
l'usage des stimulants. Lorsque l'organe s'affaiblit, et qu'il
y a lieu de soupçonner la métamorphose graisseuse, nous
les voyons, peu soucieux de la théorie mécanique, prescrire
l'exercice musculaire journalier et gradué, la gymnastique
(1), la marche, même en un pays de montagnes, l'équitation
etc. Les bons résultats de cette direction thérapeutique au-
torisent l'expérimentation du traitement thermal. Nous
voyons dans l'observation suivante, un malade probable-
ment atteint de dégénérescence graisseuse du cœur retirer
les meilleurs effets de deux cures faites coup sur coup aux
eaux sulfureuses de Bagnols (Lozère), et aux eaux ferrugineuses de Forges (Seine-Inférieure).

Obs. VII. — *Affection organique du cœur.* — *Traitement
thermal à Bagnols (Lozère) et à Forges-les-Eaux.* — En août
1867, nous avons soigné à Forges, M. S..., qui était venu y
prendre les eaux, immédiatement au sortir de Bagnols (Lozère), où il avait suivi la cure pendant trois semaines. —
M. S... habitait Marseille depuis six années, que la guerre
de la Secession l'avait obligé à quitter la Nouvelle-Orléans,
son lieu de résidence habituelle. Son mal remontait à quatre années et consistait en un affaiblissement, un alanguis-
sement général survenu peu à peu et sans cause appréciable ; les grandes fonctions paraissaient s'exécuter régu-
lièrement, cependant S... était faible, toujours courbatu,
sans vigueur musculaire, sans courage et sans énergie mo-
rale. L'année précédente, il avait eu une amblyopie que
Desmarres et Liebreich, consultés séparément, avaient l'un
et l'autre rapportés à l'abus de tabac à fumer et qui avait
disparu en effet dès que le malade eut rompu avec cette
habitude. Depuis sept mois, S... était affecté de rhume, contre lequel on lui avait conseillé de renoncer au café noir

---

(1) Stockes, loc. cit., p. 361.

dont il prenait plusieurs fois par jour ; aux liqueurs, vermout, bitter, à la bière dont il faisait également un très large usage ; S... s'était soumis résolument et avait exécuté la prescription dans toute sa rigueur mais il était peu récompensé de ses sacrifices, la bronchite avait passé à l'état chronique et l'affaiblissement fait des progrès considérables. — Depuis quelques mois, il éprouvait en tout temps un sentiment d'épuisement, de lassitude extrême, et ne se trouvait bien qu'au lit ou sur un canapé. Le repas secouait cette torpeur pour quelques moments, mais le sommeil et le repos ne la diminuaient pas ; le matin au réveil et après de bonnes nuits, il se trouvait tout aussi épuisé. — Il était devenu triste, hypochondriaque ; des idées de suicide l'obsédaient au point qu'il craignait d'y succomber ; enfin. dans ces derniers temps, il avait perdu l'appétit. Le traitement thermal de Bagnols (Lozère), vingt-et-un bains, avait eu les meilleurs effets : retour de l'appétit, de la gaieté, amélioration notable de la bronchite, mais un certain degré d'asthénie musculaire persistait, et S..., qui semblablement affecté onze années auparavant, à la suite d'une fièvre jaune contractée à la Nouvelle-Orléans, n'avait dû son parfait rétablissement qu'aux eaux de Forges, prit le parti d'y revenir et nous arriva le 27 août 1867, dans l'état suivant :

Maigreur, teint terreux, aspect cachectique, arc sénile très prononcé des deux cornées, toux modérée, crachats verdâtres, se détachant facilement, peu abondants et paraissant venir de la trachée ou des grosses bronches. — Rien dans les poumons à l'examen physique. Le cœur n'est pas augmenté de volume mais on y constate à la base un bruit de souffle systolique très rude et manifestement organique. S... n'a jamais ressenti de malaise à la région du cœur, et la cure de Bagnols n'a provoqué aucun phénomène appréciable de ce côté. — Après quinze jours de traitement S... quittait Forges, se considérant comme parfaitement guéri. — Le souffle cardiaque n'était du reste nullement modifié.

Les observations que nous venons de rapporter ne doivent pas faire perdre de vue ce qu'il y avait de juste et de légitime dans les craintes qui ont fait bannir les affections du cœur des établissements d'eaux minérales. Si la cure ther-

male est souvent tolérée, et devient parfois réellement utile,
il ne faut pas oublier que, puissante pour le bien, elle est
aussi puissante pour le mal, et qu'elle peut, dans certains
cas, provoquer les plus graves accidents.

Obs. VIII. — *Rhumatisme chronique ; affection du cœur:
développement de l'anasarque dans le cours du traitement
thermal.* — En 1870, vint à Bourbon-Lancy, pour y suivre
la cure, la femme B..., âgée de quarante-cinq ans, très ner-
veuse, atteinte depuis dix-huit mois d'une métrorrhagie essentielle (utérus très petit, nullipare, antéfléchi et d'ailleurs
parfaitement sain) et qui souffrait depuis trois années de
rhumatisme polyarthritique chronique. Cette femme se traî-
nait avec peine à l'aide d'un bâton ; les genoux étaient le
siège d'un épanchement abondant, que l'on constatait aussi à un moindre degré, aux articles du cou-de-pied ; elle
était facilement essouflée à la marche et avait des battements de cœur. Cet organe était hypertrophié (pointe dans
le sixième espace et cependant en dedans de la verticale du
mamelon), l'auscultation y révélait l'existence à la base,
d'un souffle systolique, rude et certainement organique ; à
part un léger degré d'anémie, l'état était satisfaisant.

Du 22 au 29 juin, cette femme prit chaque jour un bain
minéral tempéré de trente minutes, suivi d'une douche en
arrosoir promenée sur tout le corps, hormis le bras gauche
et le côté correspondant de la poitrine. Ce traitement étant
bien supporté, la malade se mit, à partir du 30 juin, à l'u-
sage du bain de vapeur en caisse suivi de douche, alternant
le lendemain avec une simple douche. Les premiers jours,
la tolérance sembla parfaite ; mais le 6 ou le 7 juillet, la
malade commença à éprouver du malaise et de la dyspnée,
ce que voyant, elle prit chaque jour bain d'étuve et douche.
Le 10 juillet au soir, nous la rencontrâmes le visage con-
gestionné, les lèvres violettes et pouvant à peine respirer ;
elle avait les extrémités inférieures enflées jusqu'à mi-jam-
be. L'examen physique faisait constater le ralentissement
du pouls, la disparition du souffle cardiaque et une diminution de la durée du grand silence qui égalait le petit. Il
n'y avait pas d'œdème pulmonaire. Bien entendu, le traitement thermal fut aussitôt suspendu.

Les habitudes et traditions d'indiscipline, trop commu-

nément rencontrées dans la clientèle de nos établissements
d'eaux minérales, rendront souvent possible le développement de semblables accidents, qui découragent l'expérimentation et ont fait considérer le traitement thermal, dans les
maladies du cœur, comme une médication pleine d'incertitu-
des et de périls, grosse d'orages et de malheurs. Cependant
il ne faudrait pas imputer à l'usage des eaux les inconvé-
nients qui résultent de leur emploi peu judicieux. L'excitation thermale, qui est l'écueil de la cure n'en constitue pas
l'essence, et comme elle dépend surtout du mode d'adminis-
tration des eaux, qu'il est facile de l'atténuer, de la doser en
quelque sorte, avec un malade obéissant un médecin atten
tif peut toujours être certain d'éviter le danger.

En résumé les travaux des médecins dont nous avons cité
les noms, avaient établi la tolérance habituelle du traitement thermal dans les affections endocarditiques récentes,
nos observations montrent que cette tolérance existe aussi
dans les maladies chroniques atteignant le cœur tout entier,
modifiant ses cavités et orifices, lésant son tissu musculaire
et perturbant son innervation. Si les accidents survenus dans
un cas rappellent que la cure hydro-minérale n'est pas.
toujours et quand même, inoffensive, les circonstances dé-
favorables dans lesquelles nous voyons plusieurs de nos
malades supporter un et même deux traitements thermaux,
subis coup sur coup, semblent indiquer que les limites de la
tolérance sont plus étendues qu'on ne pourrait le supposer.
— Enfin le résultat de notre observation, d'accord avec les
données de la physio-pathologie et de la clinique laisserait
penser qu'il n'y a rien à redouter de l'excitation thermale,
dans certains cas d'affection organique, où les mouvements
du cœur semblent entravés par l'influence (action reflexe
sur le système nerveux phrénateur) d'une maladie coïnci-
dente et essentielle des viscères abdominaux.

Quant à l'efficacité du traitement thermal dans les maladies du cœur, c'est un point sur lequel nos observations ne
permettent pas de conclure : nos malades présentant, en
outre de l'affection de cet organe, des états morbides géné-
raux, dont l'amélioration par la cure explique suffisamment
les modifications heureuses plusiurs fois contatées dans
les symptômes cardiaques.